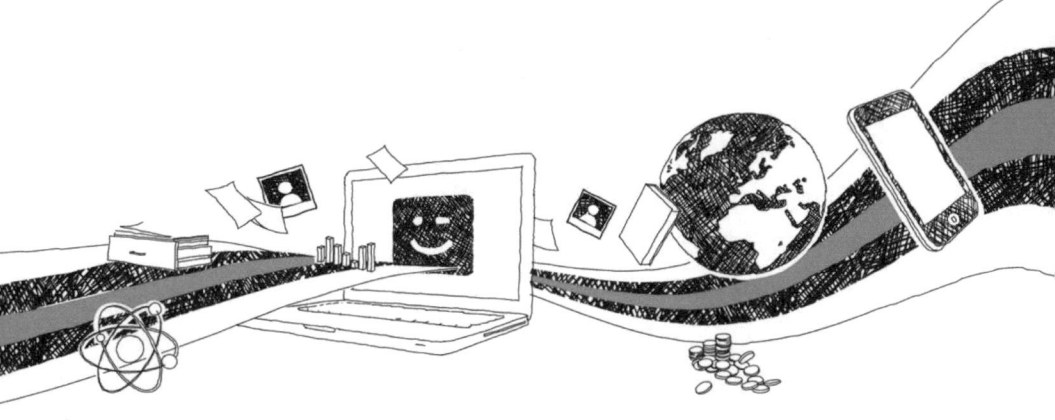
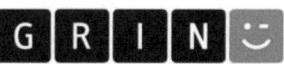

Stressbewältigung am Arbeitsplatz. Die Rolle von Bürohunden zur Förderung der psychischen Gesundheit

Luisa Zimmermann

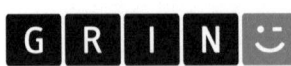

Bibliografische Information der Deutschen Nationalbibliothek:

Die Deutsche Nationalbibliothek verzeichnet diese Publikation in der Deutschen Nationalbibliografie; detaillierte bibliografische Daten sind im Internet über http://dnb.d-nb.de abrufbar.

ISBN: 9783389034170
Dieses Buch ist auch als E-Book erhältlich.

Druck und Bindung: Books on Demand GmbH, Norderstedt Germany
Gedruckt auf säurefreiem Papier aus verantwortungsvollen Quellen

Das vorliegende Werk wurde sorgfältig erarbeitet. Dennoch übernehmen Autoren und Verlag für die Richtigkeit von Angaben, Hinweisen, Links und Ratschlägen sowie eventuelle Druckfehler keine Haftung.

Das Buch bei GRIN: https://www.grin.com/document/1481705

Deutsche Hochschule für
Prävention und Gesundheitsmanagement
Hermann-Neuberger-Sportschule 3
66123 Saarbrücken

Hausarbeit

Name, Vorname	Zimmermann, Luisa
Studiengang	Master of Arts Prävention und Gesundheitsmanagement
Studienmodul	Stressmanagement III
Datum Präsenzphase (siehe Ergebnisdokumentation)	18.09.-20.09.2023
Aufgabe	Verfassen eines systematisches Reviews zu dem Thema Stressmanagement am Arbeitsplatz

Inhaltsverzeichnis

1 Einleitung und Problemstellung

In der heutigen digitalen und arbeitsintensiven Welt sind Mitarbeiter einem stetig wachsenden Druck ausgesetzt, der durch die Schnelllebigkeit und den steigenden Wettbewerbsdruck in der Arbeitsumgebung verstärkt wird (Lohmann-Haislah, 2012; Schuhmann, Marschall, Hildebrandt & Nolting, 2022). Die moderne Arbeitswelt ist von Termin- und Leistungsdruck geprägt, was zu einer erhöhten Stressbelastung bei den Beschäftigten führt. Diese Stressoren können weitreichende Auswirkungen auf die physische und psychische Gesundheit der Mitarbeiter haben. Die zunehmende Stressbelastung in der Arbeitswelt spiegelt sich in alarmierenden Statistiken wider. Gemäß aktuellen Erhebungen geben beeindruckende 48% der deutschen Bevölkerung an, unter Stress zu leiden (Froboese & Wallmann-Sperlich, 2023). Insbesondere Menschen im Alter zwischen 30 und 40 Jahren scheinen von dieser Belastung betroffen zu sein und berichten von einem erhöhten Maß an Stress (Froboese & Wallmann-Sperlich, 2023). Die Ursachen für diese Stresszunahme sind vielfältig und reichen von Arbeitsverdichtung bis hin zu der ständigen Erreichbarkeit durch moderne Kommunikationsmittel wie Telefon und Laptop (Joiko, Schmauder & Wolff, G, 2010). Angesichts dieser besorgniserregenden Trends wird die Notwendigkeit einer eingehenden Analyse und Bewertung von Interventionsmöglichkeiten zur Stressbewältigung am Arbeitsplatz immer dringlicher. In diesem Kontext rückt die potenzielle Rolle von Bürohunden als stressmindernde Lebewesen in den Fokus. Die Integration von Bürohunden könnte eine vielversprechende Strategie sein, um die psychische Gesundheit der Mitarbeiter zu fördern und die Stressbelastung zu reduzieren. Jedoch gibt es bisher nur begrenzte Erkenntnisse darüber, inwieweit die Anwesenheit von Hunden in der Arbeitswelt tatsächlich das Stressempfinden der Mitarbeiter positiv beeinflusst.

2 Zielsetzung

Das übergeordnete Ziel dieser Arbeit ist es, durch die Analyse empirischer Studien konkrete Daten zum aktuellen Wissensstand zu sammeln. Dabei soll der Einfluss von Bürohunden auf das Stressempfinden von Mitarbeitern am Arbeitsplatz beleuchtet werden.

3 Zielgruppe

3.1 Begründung

Die Fokussierung auf berufstätige Personen basiert auf der Erkenntnis, dass sie eine Schlüsselgruppe darstellen, die erheblich von Interventionen zur Stressminderung profitieren könnte. Aufgrund ihrer verlängerten Arbeitszeiten und der ständigen Erreichbarkeit durch moderne Technologien sind sie besonders anfällig für die negativen Auswirkungen von Stress. Die Integration von Bürohunden als mögliche Stressminderungsstrategie ist daher speziell für berufstätige Personen relevant. Bürohunde könnten nicht nur eine angenehmere Arbeitsatmosphäre schaffen, sondern auch positive Auswirkungen auf das Wohlbefinden und die Stressbewältigung der Mitarbeiter haben. Durch die Fokussierung auf diese Zielgruppe strebt dieses systematischer Review an, Erkenntnisse zu gewinnen, um weitere Arbeitsausfälle aufgrund psychischer Erkrankungen zu vermeiden. Die Studie von PronovaBKK (2022) unterstreicht zusätzlich die Relevanz dieses Themas, indem sie aufzeigt, dass Berufstätige immer mehr an stressverursachten Beschwerden leiden und ein viertel ihre Burnout Gefährdung eigenständig als sehr hoch einstufen.

3.2 Ursachen und Risikofaktoren von Stress

Die Ursachen von Stress in der Arbeitswelt erweisen sich als vielfältig. Es wird hierbei unterschieden in verschiedenen Belastungen aus den Bereichen Arbeitsaufgabe, Arbeitsrolle, Arbeitsumgebung und der sozialen Arbeitsumwelt (Joiko, Schmauder & Wolff, G, 2010). Im Bereich der Arbeitsaufgaben können schwierige Aufgaben, der Umgang mit anspruchsvollen Kunden, unvorhergesehene Computerabstürze sowie Führungsverhalten und mangelnde Kommunikation zu erheblichem Stress führen. Diese Faktoren beeinflussen nicht nur die Art der Arbeit selbst, sondern auch die Interaktion mit Vorgesetzten, Kollegen und der generellen Arbeitsumgebung, welche ebenfalls eine entscheidende Rolle spielt. Lange Arbeitszeiten, wenige Pausen und die ständige Erreichbarkeit durch Überstunden und konstanten Termindruck tragen erheblich zur Stressbelastung bei (Pronova, 2022) Die moderne Arbeitswelt, geprägt von hoher Geschwindigkeit und steigenden Anforderungen, setzt die Beschäftigten zusätzlich unter Druck. Die soziale Arbeitsumwelt, einschließlich der Beziehungen zu Kollegen und Vorgesetzten, kann ebenfalls Stress verursachen. Fehlende Unterstützung, Konflikte am Arbeitsplatz und generelle soziale Spannungen sind zusätzlich Risikofaktoren von Stress (Joiko et al, 2010).

3.3 Auswirkungen von Stress

Nach Joiko et al (2010) wird eindrücklich verdeutlicht, dass Stress am Arbeitsplatz nicht nur eine mentale Belastung darstellt, sondern auch erhebliche Auswirkungen auf die physische und die psychische Gesundheit der Mitarbeiter hat. Diese reichen von akuten Problemen wie Ermüdung und Kopfschmerzen bis hin zu schwerwiegenden Zuständen wie Burnout und Herzbeschwerden. Die Langzeitfolgen von Stress sind äußerst bedenklich, denn sie können zu einer erhöhten Fluktuation und sogar zur Frühverrentung führen. Mitarbeiter, die unter chronischem Stress leiden, zeigen oft auch erhöhte Fehlzeiten, was nicht nur ihre individuelle Leistungsfähigkeit beeinträchtigt, sondern auch zu unbesetzten Arbeitsplätzen führen kann. Besonders herausfordernd ist die Tatsache, dass diese Unterbesetzung zu einer Mehrbelastung für die verbleibenden Mitarbeiter führt. Dieser Teufelskreis verstärkt das Stresslevel im Team, da zusätzliche Aufgaben übernommen werden müssen, was wiederum das Risiko von Ermüdung, psychosomatischen Störungen und anderen gesundheitlichen Problemen für die gesunden Mitarbeiter erhöht.

4   Methodik

Der folgende Abschnitt beschreibt das methodische Vorgehen des systematischen Reviews. Es ist von entscheidender Bedeutung vorerst Ein- und Ausschlusskriterien für die Primärquellen festzulegen, um qualitative Studien zu erhalten. Vorrangig war bei dieser Arbeit wichtig an aktuelle Publikationen zu gelangen, um die neusten Erkenntnisse herauszufinden. Außerdem ist es entscheidend bei den Quellen Volltexte zu analysieren, welche alle Komponenten einer Studie beinhalten sollten. Der Studienaufbau setzt sich hierbei aus einer Einleitung, einen Hintergrund, der Methodikbeschreibung, der Ergebnisse, der Diskussion und der Schlussfolgerung zusammen.

Tab. 1: Ein – und Ausschlusskriterien

Einschlusskriterien	Ausschlusskriterien
- randomisierte kontrollierte Studien	- nicht randomisierte Studien
- Veröffentlichungen 2016-2023	- nicht spezifizierte Hundeinterventionen
- Erwerbstätige (passende Zielgruppe)	- nicht entsprechende Zielgruppe
- Stressmanagementintervention	- Studienveröffentlichungen vor 2016
- Volltext	- kein Bezug zu Stressmanagement

Bevor die Literaturrecherche startet ist es sinnvoll Suchbegriffe festzulegen um thematisch passende Quellen zu finden. Hierbei zeigt Tabelle 2 worauf es bei diesem systematischen Review ankam. Es wurden sowohl in deutscher als auch in englischer Sprache Schlüsselwörter festgelegt. Diese sollten spezifisch zum Thema Hunde bei der Arbeit und der Zielgruppe passen.

Tab. 2: Schlüsselwörter für die Literaturrecherche

Schlüsselwörter	
Deutsch	Englisch
- Bürohunde	- office dogs
- Hunde bei der Arbeit	- workplace dogs
- Hund Arbeit Stressmanagement	- animal-assisted interventions work
- Hund am Arbeitsplatz	- canine therapy work
- Einfluss Hunde im Büro	- dogs workplace benefits
- tiergestützte Intervention am Arbeitsplatz	- effect of dogs on employee stress at work
- Büroalltag mit Hund	- psychological effects of dogs at work
- Arbeitsstress und Hund	

Es wurden die Suchmaschine „Google Scholar" und die Datenbank „Pubmed" hauptsäch-
lich verwendet. Beide ergaben die meisten Treffer von wissenschaftlichen Dokumenten
wie aus Tabelle 3 sichtbar wird. Um eine Vielfältigkeit zu gewährleisten wurden ebenfalls
bei Springer und dem Hogrefe Verlag nach verwendbaren Quellen gesucht, was wiederum erfolglos war. Um die Menge an Treffer spezifischer zu filtern wurden wie bei den
Einschlusskriterien festgelegt der Filter Publikation ab dem Jahr 2016 festgelegt und teil-
weise das ausschließliche Anzeigen von Studien.

Tab. 3: Trefferlisten der Literaturrecherche

Datenbank	Schlagwort	Filter	Treffer
Google Scholar	Stress, Bürohunde	keine	43
	Hund, bei der Arbeit, Stressma-nagement		22.600
	dogs at work stress	Ab 2016	169.000
	effect of dogs on employee stress at work		28.200
	Dogs workplace benefits study		31.100
	psychological effects of dogs at work		82.300
Springer	Bei jeden Schlüsselbegriff	keine	0
Pubmed	Workplace dogs	keine	88
	Dogs workplace benefits		9
	effect of dogs on employee stress at work		7
	psychological effects of dogs at work		33
	animal-assisted interventions work	clinical trial	14
	canine therapy work		62
Hogrefe	Bei jedem Schlüsselbegriff	keine	0

5 Ergebnisse

Die folgenden Tabellen stellen die Ergebnisse der Literaturrecherche dar.

Tab. 4: Studie 1

Titel	Dogs at the Workplace: A Multiple Case Study Hunde am Arbeitsplatz: Eine vielfältige Fallstudie
Autoren	Elisa Wagner, Miguel Pina e Cunha
Erscheinungs-jahr	2021
Fragestellung	Wie wird die Anwesenheit von Hunden in Unternehmen erlebt und wie beeinflussen sie das Arbeitsumfeld?
Zielsetzung	Es wurde das Ziel verfolgt mehr darüber herauszufinden, weshalb bereits einige Unternehmen Bürohunde zulassen.
Stichprobe	5 Unternehmen, Mitarbeitergröße von 6 bis 40 Mitarbeitern, 2 Mitarbeiter pro Unternehmen wurden befragt
Untersuchungs-design	In Deutschland wurden mit 5 verschiedenen Unternehmen, bei denen Hunde bereits im Büro erlaubt sind, Umfragen durchgeführt. Es wurden dabei alle Positionen einbezogen, Hundehalter und auch Personen ohne eigenen Hund.
Hauptergeb-nisse	Die Hunde helfen den Mitarbeitern mit Stress umzugehen. Kurze Pausen mit dem Hund helfen Kraft zu tanken und steigern die Stimmung. Ebenfalls Kollegen ohne Hund nutzen die mentalen Pausen beim Hunde streicheln. Die Mitarbeiter neigen weniger dazu, die Pausen wegzulassen oder auch das Mittagessen. Insgesamt haben die Hunde einen positiven Einfluss auf das Arbeitsumfeld, indem sie „ein Lächeln" hervorbringen bei den anderen Mitarbeitern und „positive Stimmung aussenden" für Eigentümer, Kollegen und das Management.

Tab. 5: Studie 2

Titel	'Pawing' uncertainty! how dogs attenuate the impact of daily hassles at work on uncertainty „Scharrende" Unsicherheit! Wie Hunde die Auswirkungen des täglichen Stresses bei der Arbeit auf die Unsicherheit abschwächen
Autoren	Ana Junça-Silva
Erscheinungsjahr	2023
Fragestellung	Inwieweit kann der Besitz eines Hundes bei der Arbeit den Umgang mit dem Problemen und Alltagsstress bei der Arbeit verbessern?
Zielsetzung	Das Wissen über dem „pawing-effect" erweitern, Erforschung der Rolle im Arbeitskontext
Stichprobe	Insgesamt wurden 233 portugiesische Berufstätige rekrutiert. Die Teilnehmenden waren zu 60% weiblich und eine Hälfte hatte Hunde und die Kontrollgruppe nicht
Untersuchungsdesign	Die beiden Gruppen nahmen an allgemeinen Umfragen und an einer täglichen Umfrage über 10 Arbeitstage teil.
Hauptergebnisse	Manager können die Einführung haustierfreundlicher Arbeitspraktiken in Betracht ziehen, da Hunde offenbar eine positive Wirkung haben und den Mitarbeitern dabei helfen, die täglichen Probleme effektiv zu bewältigen und ihre unsicheren Reaktionen zu reduzieren bei der Arbeit. Hunde scheinen die Ablenkung oder den Trost zu sein, den ein Mensch braucht, wenn es im Alltag zu viele Probleme gibt und Unsicherheit und der Verlust der wahrgenommenen Kontrolle drohen kann.

Tab. 6: Studie 3

Titel	Dogs in the Workplace: The Emotional, Social, and Physical Benefits to Employees Hunde am Arbeitsplatz: Die emotionalen, sozialen und körperlichen Vorteile für Mitarbeiter
Autoren	Jennifer Rice
Erscheinungs- jahr	2019
Fragestellung	Hat die Mitnahme des eigenen Hundes zur Arbeit positive Auswirkungen auf die sozialen, emotionalen und körperlichen Komponenten der Mitarbeiter?
Zielsetzung	Beantwortung der 7 aufgestellten Hypothesen
Stichprobe	544 Beschäftigte Hundebesitzer
Untersuchungs- design	Die Teilnehmer wurden online rekrutiert und nachdem sie ein Einverständisformular unterschrieben haben, wurde eine Umfrage durchgeführt. Insgesamt waren es 69 Fragen, welche sich auf die Themen wahrgenommenen Stress und Hunde beim Arbeitsplatz beziehen.
Hauptergeb- nisse	Diese Studie deutet darauf hin, dass die Möglichkeit, dass Mitarbeiter ihren Hund zur Arbeit mitbringen dürfen, mehrere positive Vorteile mit sich bringen, insbesondere durch die Verbesserung des sozialen Umfelds am Arbeitsplatz und die Reduzierung des Stressniveaus, was sich auf eine geringere Fluktuation und eine höhere Arbeitszufriedenheit auswirkt.

6   Diskussion

6.1 Diskussion der Ergebnisse

Alle drei Studien deuten darauf hin, dass die Anwesenheit von Hunden am Arbeitsplatz positive Auswirkungen auf den Umgang der Mitarbeiter mit Stress hat. Die Möglichkeit, kurze Pausen mit den Hunden zu verbringen, wird als stressreduzierend und stimmungsaufhellend beschrieben. Dies könnte sich positiv auf das allgemeine Wohlbefinden der Mitarbeiter auswirken. Zusätzlich sollen Hunde am Arbeitsplatz das soziale Umfeld verbessern, sodass Kollegen ohne Hunde ebenfalls von den positiven Effekten profitieren, indem sie beispielsweise die mentalen Pausen beim Streicheln der Hunde nutzen. Dies trägt möglicherweise zusätzlich zu einer positiveren Teamdynamik bei.

Die zweite Studie hebt hervor, dass Hunde einen "pawing-effect" haben, der dazu beiträgt, die Auswirkungen von täglichem Stress und Unsicherheiten bei der Arbeit zu mildern (Junça-Silva, 2023). Die Anwesenheit von Hunden kann somit den Mitarbeitern helfen, Probleme effektiver zu bewältigen und unsichere Reaktionen im Arbeitskontext zu reduzieren. Nach Rice (2019) bestehen außerdem Auswirkungen auf eine geringere Fluktuation und eine höhere Arbeitszufriedenheit. Dies könnte darauf hindeuten, dass hundefreundliche Arbeitsplätze positive Effekte auf die Mitarbeiterbindung und Zufriedenheit haben können, was wiederum den Unternehmen helfen kann bei dem Erhalt von Mitarbeitern. Die vorliegenden Studien legen zusammenfassend nahe, dass die Integration von Hunden am Arbeitsplatz positive Auswirkungen auf das Wohlbefinden und das Arbeitsumfeld der Mitarbeiter haben.

6.2 Methodenkritik

Die untersuchten Studien weisen einige methodische Unterschiede auf, die ihre Aussagekraft und Übertragbarkeit beeinflussen können.

Auffallend sind die Abweichungen in der Stichprobengröße und -zusammensetzung: Während die erste Studie nur fünf deutsche Unternehmen umfasst, rekrutiert die zweite Studie 233 portugiesische Fachkräfte. Diese Unterschiede können zu differenzierten Ergebnissen führen und die Übertragbarkeit der Ergebnisse auf andere Unternehmen oder Länder einschränken. Ein weiterer kritischer Punkt sind die zeitlichen Unterschiede zwischen den Studien, die von 2019 bis 2023 reichen. Dies könnte bedeuten, dass die Ergebnisse durch Veränderungen in der Arbeitskultur und -praxis beeinflusst werden. Eine längerfristige Beobachtung wäre hilfreich, um die Stabilität der positiven Auswirkungen von Hunden am Arbeitsplatz im Laufe der Zeit zu bewerten. Die Selbstselektion der Teilnehmer stellt eine potenzielle Verzerrung dar. Personen mit positiven Erfahrungen könnten eher an der Studie teilnehmen, was zu einer Überschätzung der positiven Effekte führen könnte. Darüber hinaus könnten individuelle Präferenzen und Einstellungen der Teilnehmer die Ergebnisse beeinflussen. Ein weiterer Aspekt ist die begrenzte Anzahl von Studien in diesem Review (nur drei), die die Aussagekraft der Arbeit einschränkt. Eine größere Anzahl von Studien wäre empfehlenswert, um eine valide Bewertung der Auswirkungen von Hunden am Arbeitsplatz zu ermöglichen und mögliche Unterschiede zwischen verschiedenen Arbeitskontexten besser zu verstehen. Insgesamt unterstreicht diese methodische Kritik die Notwendigkeit, bei der Interpretation der Ergebnisse umsichtig vorzugehen und zukünftige Forschungen zu fördern, die sich mit diesen methodischen Herausforderungen auseinandersetzt.

6.3 Schlussfolgerungen und Ausblick

Insgesamt deuten dieses systematische Review darauf hin, dass sich die Anwesenheit von Bürohunden am Arbeitsplatz positiv auf das Stressempfinden der Mitarbeiter auswirken kann, wobei soziale Interaktion, Ablenkung und emotionale Unterstützung als mögliche stressreduzierende Mechanismen dienen. Trotz dieser vielversprechenden Ergebnisse besteht jedoch weiterhin Bedarf an weiterführender Forschung, um die spezifischen Mechanismen und Langzeiteffekte von Bürohunden auf das Stressempfinden in verschiedenen beruflichen Kontexten zu verstehen. Besonders wichtig ist es, in zukünftigen Studien individuelle Unterschiede und Persönlichkeitsmerkmale zu berücksichtigen, um eine differenzierte Betrachtung der Einflussfaktoren zu ermöglichen. Diese könnte dazu beitragen, gezielte Interventionsstrategien zu entwickeln, die auf die individuellen Bedürfnisse der Beschäftigten zugeschnitten sind. Die Integration von Bürohunden könnte außerdem nicht nur das Stressempfinden positiv beeinflussen, sondern auch als wichtiger Aspekt der Arbeitsplatzkultur betrachtet werden, der das allgemeine Wohlbefinden und die Mitarbeiterbindung fördert. Allerdings sollten bei der Einführung von Bürohunden ethische und organisatorische Aspekte sorgfältig abgewogen werden, einschließlich der Auswirkungen auf das Arbeitsumfeld und die Bedürfnisse der Tiere selbst. Schließlich könnte die Übertragbarkeit der Ergebnisse auf andere Branchen und Arbeitsumgebungen eine weitere interessante Richtung für zukünftige Forschung sein, um die allgemeine Anwendbarkeit und Wirksamkeit von Interventionen im Büro zu untersuchen. Insgesamt bietet diese Forschung eine vielversprechende Grundlage für die Entwicklung von Maßnahmen zur Förderung des Wohlbefindens von Mitarbeitern in anspruchsvollen beruflichen Kontexten, wobei die Integration von Bürohunden als eine innovative und potenziell effektive Strategie betrachtet werden kann.

7   Literaturverzeichnis

Froboese, I. & Wallmann-Sperlich, B. (2023). Der DKV-Report 2023. Wie gesund lebt Deutschland? *Deutsche Krankenversicherung.*

Joiko, K., Schmauder, M., Wolff, G. (2010). Psychische Belastung und Beanspruchung im Berufsleben: Erkennen – Gestalten. *Bundesanstalt für Arbeitsschutz und Arbeitsmedizin.*

Junça-Silva, A. (2023). Pawing' uncertainty! how dogs attenuate the impact of daily hassles at work on uncertainty. *BMC Psychology 11, 251.* Zugriff am 07.11.2023. Verfügbar unter https://doi.org/10.1186/s40359-023-01295-z

Lohmann-Haislah, A. (Bundesanstalt für Arbeitsschutz und Arbeitsmedizin, Hrsg.). (2012). *Stressreport Deutschland 2012. Psychische Anforderungen, Ressourcen und Befinden.* Zugriff am 01.11.2023. Verfügbar unter https://www.baua.de/DE/Angebote/Publikationen/Berichte/Gd68.pdf?__blob=publicationFile

PronovaBKK (2022). Arbeiten 2022. Ergebnisse einer Befragung von Arbeitnehmerinnen und Arbeitnehmern.. Zugriff an 02.11.2023. Verfügbar unter https://www.pronovabkk.de/media/pdf-downloads/unternehmen/studien/arbeiten2022-ergebnisse.pdf

Rice, J. E. (2019). *Dogs in the Workplace: The Emotional, Social, and Physical Benefits to Employees* [Master's thesis, Xavier University] Zugriff am 01.11.2023. Verfügbar unter https://etd.ohiolink.edu/acprod/odb_etd/ws/send_file/send?accession=xavier1565807557585623&disposition=inline

Schuhmann, Marschall, Hildebrandt & Nolting (2022). *Gesundheitsreport 2022. Analyse der Arbeitsunfähigkeitsdaten. Risiko Psyche: Wie Depressionen, Ängste und Stress das Herz belasten.* DAK. Zugriff am 12.11.2023. Verfügbar unter https://www.dak.de/dak/download/report-2548214.pdf

Wagner, E.; Pina e Cunha, M. (2021) *Dogs at the Workplace: A Multiple Case Study.* Animals 2021, 11, 89. Zugriff am 07.11.2023. Verfügbar unter https://doi.org/10.3390/ani11010089

8 Abbildungs- und Tabellenverzeichnis

8.1 Abbildungsverzeichnis

8.2 Tabellenverzeichnis

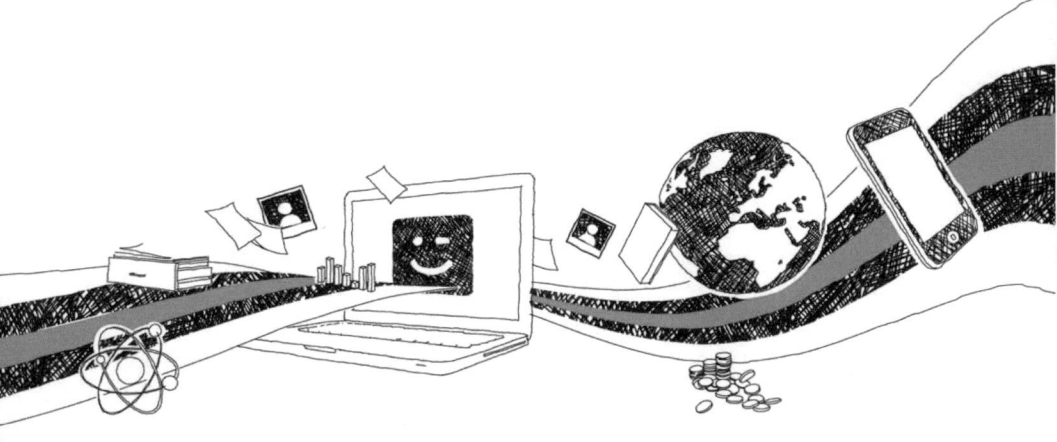
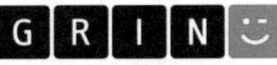